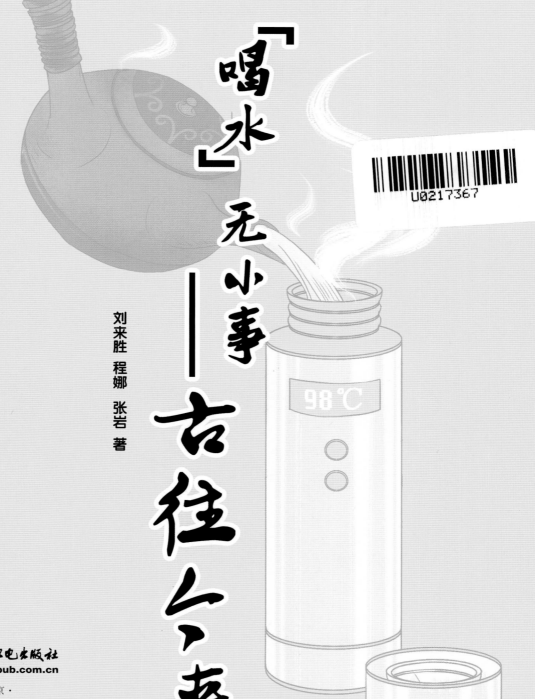

「喝水」无小事——古往今来

刘来胜 程娜 张岩 著

中国水利水电出版社
www.waterpub.com.cn
·北京·

前言

　　水是人类生存的基本要素，饮水安全是人类生命健康之根基。古人优择水源、防范污染、净化水质，时至今日，古人的饮水观对当下的水源保护与净水处理仍具有重要的参考价值。在社会进步和科技发展的当下，人类在"喝水"这件事上所形成的智慧有了更具象的表现。随着安全、可靠的饮用水输送到千家万户，饮水相关的科学知识也普及开来。

　　饮用水安全与人们的幸福息息相关，普及饮用水安全知识有助于社会文明的发展与进步。全书共5部分，第1部分从城市发展与水之间的关系出发，描绘了历史更迭下水源的变迁，带领读者领略了水对城市发展的重要作用；第2部分从饮水思源出发说明了爱水护水的重要性，对水源保护的重视从古至今亘古不变；第3部分从提水方式中体验民族智慧；第4部分从净水工艺发展中领略科技发展，讲述了我国从古代就地取材、感官判断到现代多级处理、科学检测的发展过程；第5部分以点带面，为大家列举了一些生活中的饮水常识，引导大家共同关注饮水安全与健康。

　　本书著作工作由刘来胜负责统筹和策划，由程娜、张岩负责美编设计。参与本书编写工作的人员包括刘来胜、程娜、张岩、刘巧梅、高继军、吴佳鹏、王启文、赵晓辉、李昆、张盼伟、李娜、劳天颖。在此向所有付出辛勤劳动的编写人员一并表示感谢。

　　本书出版得到了中国水利水电科学研究院的大力支持，在此向支持和帮助过作者研究工作的所有单位及个人表示诚挚的感谢。书中参考借鉴的数据资料都尽量予以标明，但难免挂一漏万，敬请相关作者予以谅解。

　　由于作者水平和本书篇幅所限，加之时间仓促，书中难免存在不足和疏漏之处，敬请广大读者批评指正。

作者

2021 年 4 月

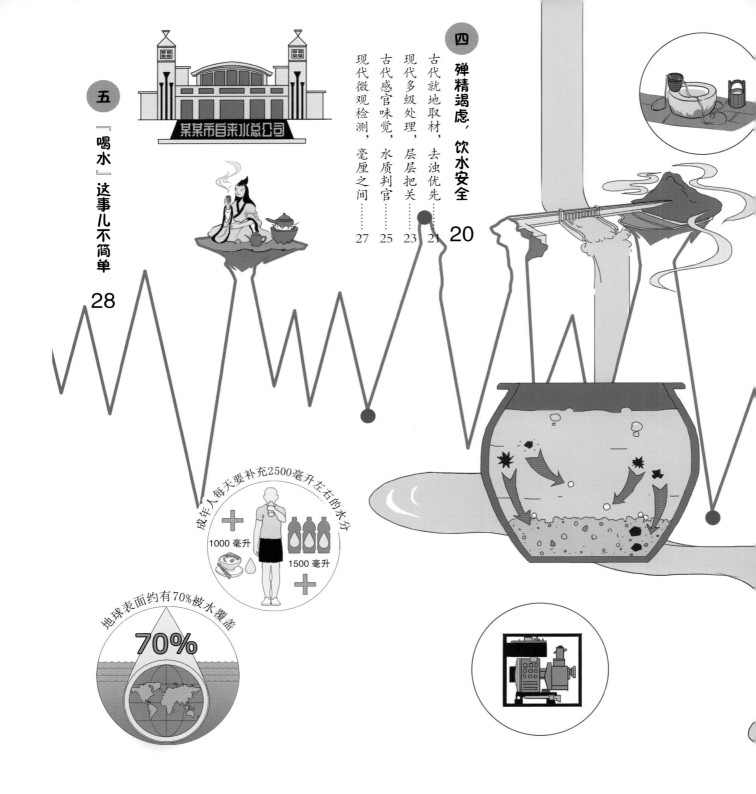

某某市自来水总公司

成年人每天要补充2500毫升左右的水分

1000 毫升

1500 毫升

地球表面约有70%被水覆盖

70%

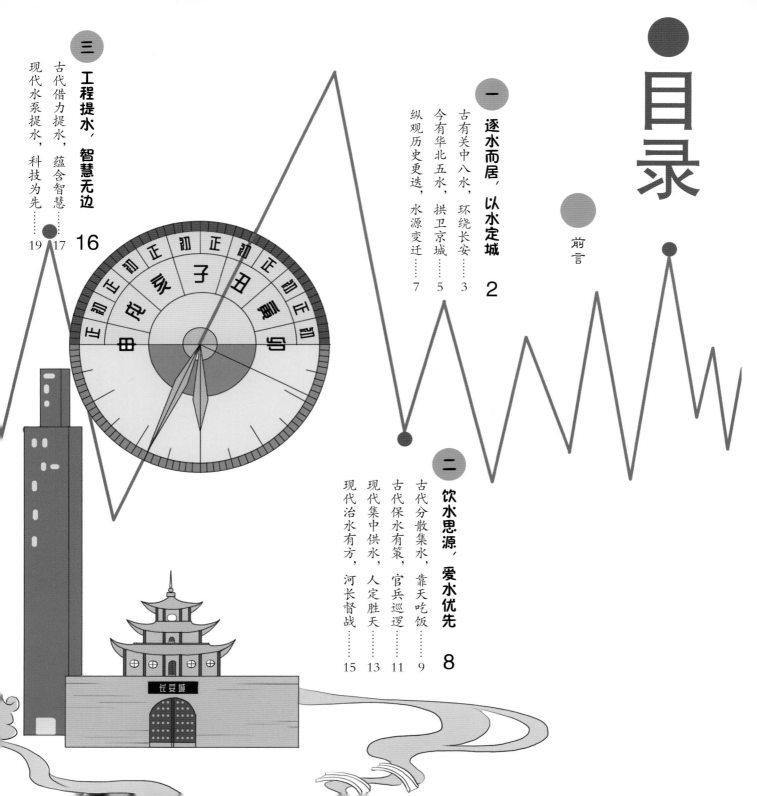

目录

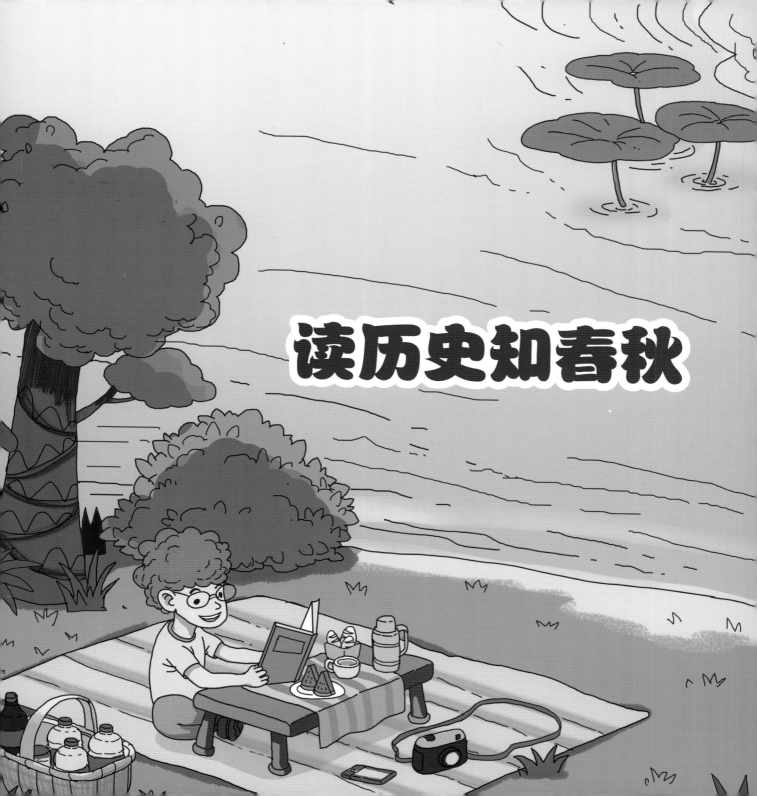

读历史知春秋

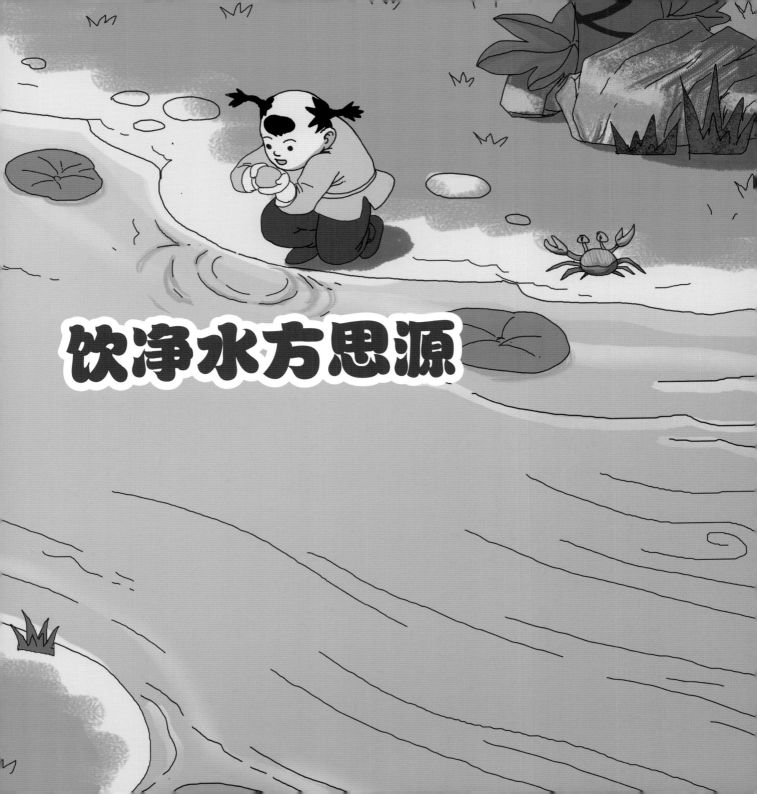

饮净水方思源

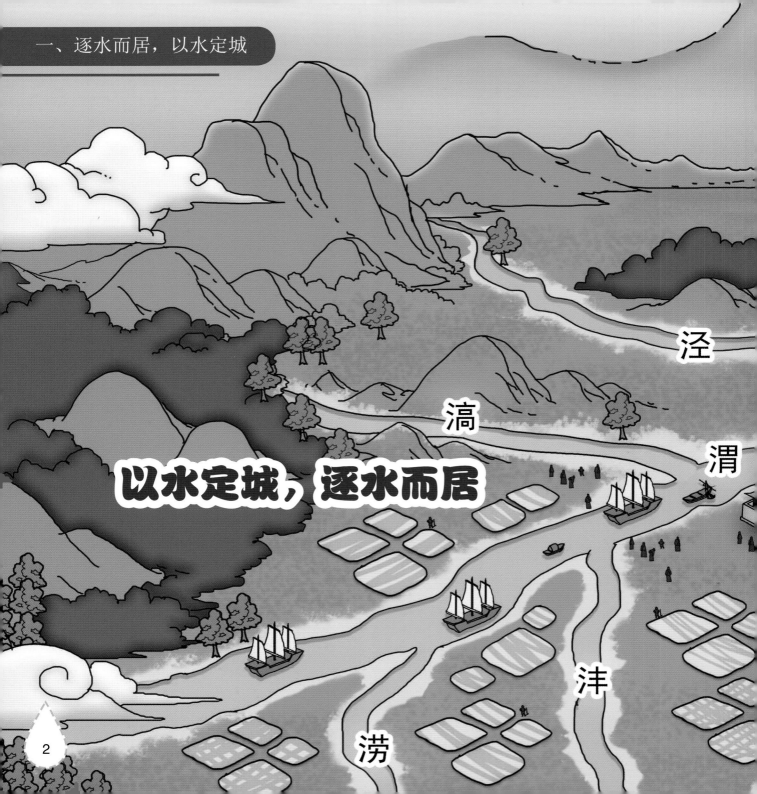

泾

滈

渭

以水定城，逐水而居

沣

涝

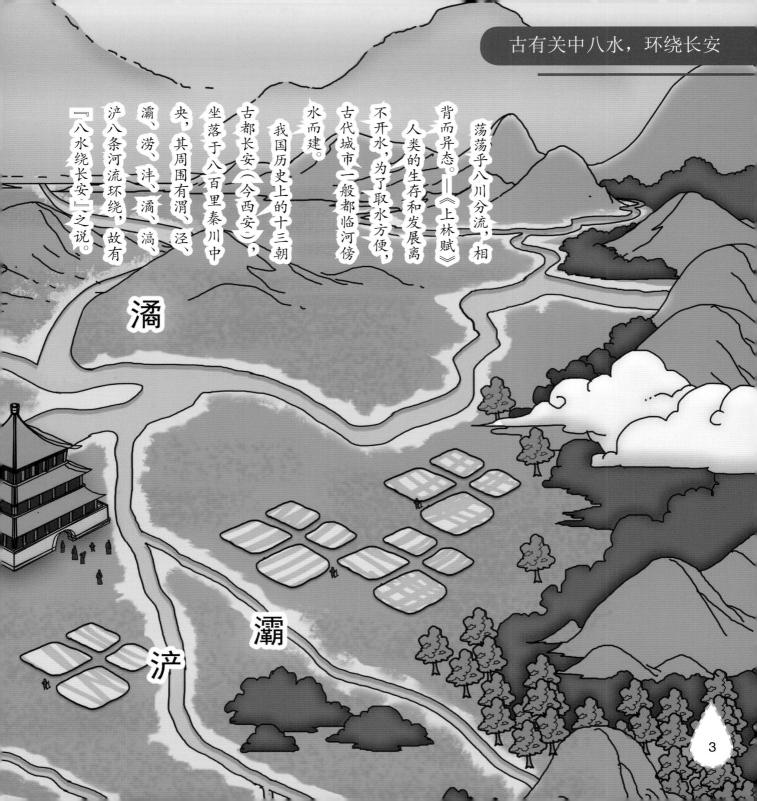

荡荡乎八川分流，相背而异态。——《上林赋》

人类的生存和发展离不开水，为了取水方便，古代城市一般都临河傍水而建。

我国历史上的十三朝古都长安（今西安），坐落于八百里秦川中央，其周围有渭、泾、沣、涝、潏、滈、浐、灞八条河流环绕，故有『八水绕长安』之说。

潏

浐

灞

3

首都北京有五大水系

　　古人且知"以水定城"，现如今更是如此，五大水系拱卫京城，滋养和孕育了首都的发展和文明。

　　五大水系分别为：永定河水系、大清河水系、北运河水系、潮白河水系、蓟运河水系。其中，潮白河水系和北运河水系的水资源总量占全市水资源总量的60%，是北京市水资源供给的主要来源。

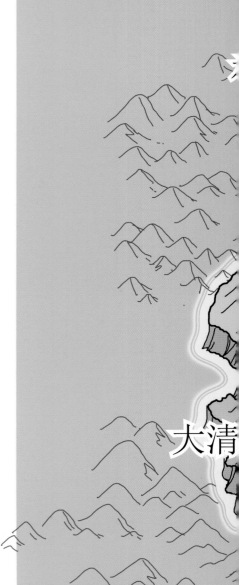

大清

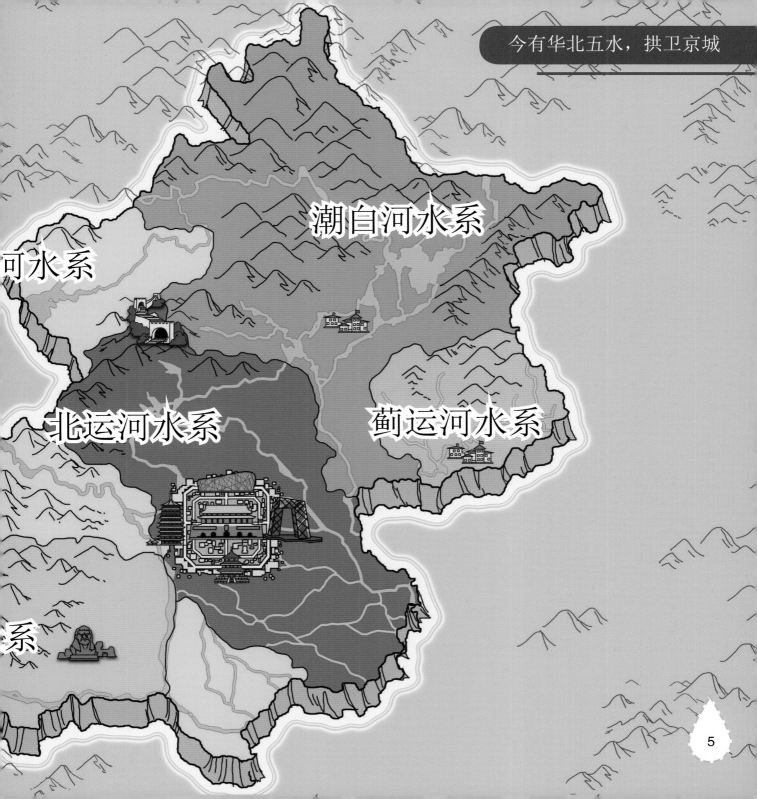

潮白河水系

可水系

北运河水系

蓟运河水系

系

5

在历史的长河中
水源并不是一成不变的

玉泉山泉

很早以前，玉泉山泉作为北京城的水源，这个过程持续了八百多年。

后来，地下水的开采导致玉泉山泉的流量不断减小。

南水北调

进入 21 世纪后，面对新一轮严重缺水危机，密云水库，也不再能满足城市发展的需求。此时，是南水北调中线工程完工，成功将丹江口水库之水送至北京，解了首都饮用水的燃眉之急。

丹江口水库

1197 公里 主要为新开明渠

6

密云水库

　　新中国成立以后，密云水库的水通过渠道被引入颐和园的昆明湖，代替玉泉山泉成为北京市新的水源。

北京

80 公里 PCCP 管道和暗涵

　　在历史的长河中，随着城市发展，人口的迁移、聚散，水源并不是一成不变的。

　　以北京为例，在古代，外有永定河、金水河、高粱河、玉泉山泉，内有玉渊潭、莲花池、积水潭等；新中国成立后，新修建了密云水库、官厅水库、京密引水渠等；2014 年 12 月 12 日南水北调中线工程全线贯通，丹江水跨越 1432 公里，为"饥渴"的首都送来生命之源。

7

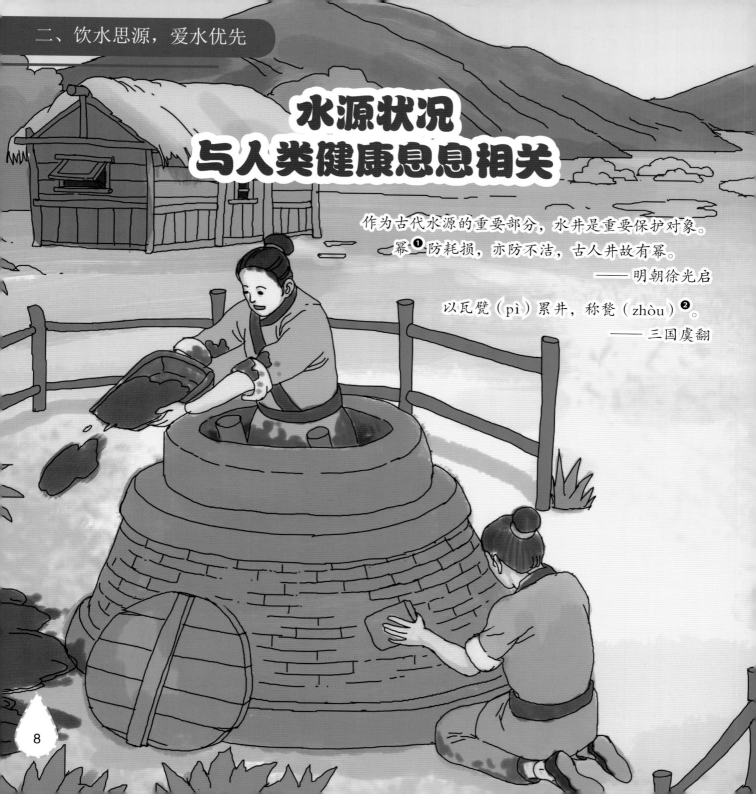

水源状况与人类健康息息相关

作为古代水源的重要部分，水井是重要保护对象。幂❶防耗损，亦防不洁，古人井故有幂。

——明朝徐光启

以瓦甓（pì）累井，称甃（zhòu）❷。

——三国虞翻

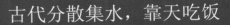

我国使用水井已有五千年的悠久历史，可以说，水井对于我华夏文明具有不可磨灭的贡献。

古人十分重视水井的保护。

周代，有浚井、修井、澄井等保护措施；汉代，用井裙、井盖、井屋、井亭等保护水井不受污染，同时派专人守护；宋代，水井旁会树立护井公约。

夏至日浚（jùn）井改水，冬至钻燧（suì）改火，可去温病也❸。

——《续汉书·礼仪志》

❶ 幂：井盖。

❷ 以瓦甓累井，称甃：改进造井工艺，用陶瓦片加固井壁，防止和减少泥土散落井水中，目的除延长水井使用寿命外，也意在井水的保洁。

❸ 夏至日浚井改水，冬至钻燧改火，可去温病也：夏至的时候清洁水井提高水质，冬至的时候用不同的木材取火，可以祛除伤寒疾病。

河流水源的防护也必不可少

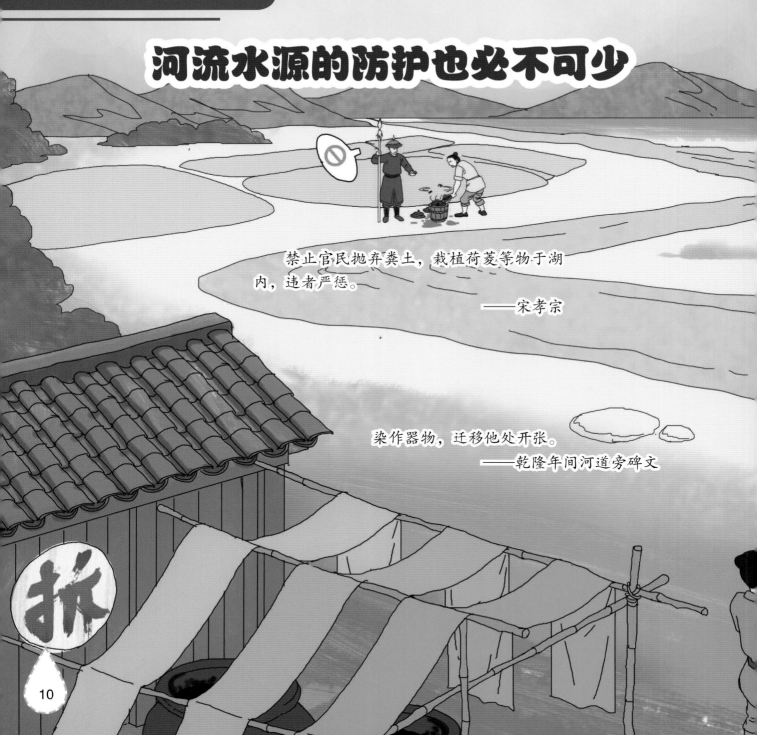

禁止官民抛弃粪土，栽植荷菱等物于湖内，违者严惩。

——宋孝宗

染作器物，迁移他处开张。

——乾隆年间河道旁碑文

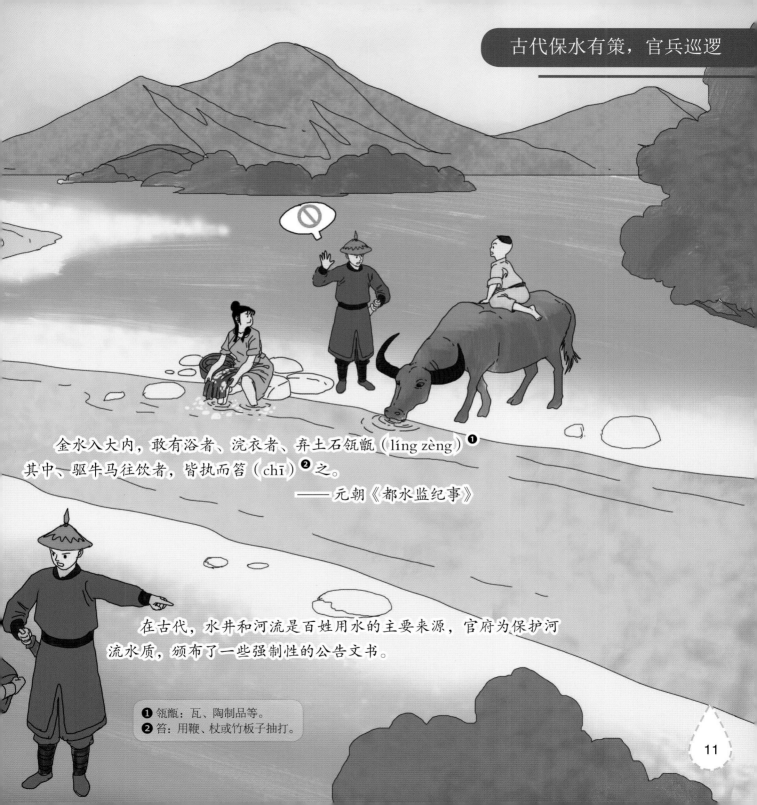

金水入大内，敢有浴者、浣衣者、弃土石瓴甋（líng zèng）❶
其中、驱牛马往饮者，皆执而笞（chī）❷之。

——元朝《都水监纪事》

在古代，水井和河流是百姓用水的主要来源，官府为保护河
流水质，颁布了一些强制性的公告文书。

❶ 瓴甋：瓦、陶制品等。
❷ 笞：用鞭、杖或竹板子抽打。

现代水源防护
比起古代更加科学

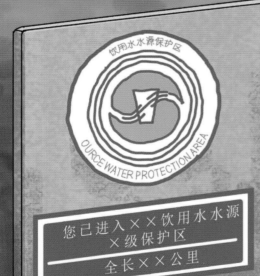

饮用水水源保护区

OURCE WATER PROTECTION AREA

您已进入××饮用水水源
×级保护区

全长××公里

来到水源地附近，界标会提醒你：前方就是水源保护区，禁止以下破坏水源地生态环境的行为。

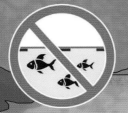
禁止网箱养殖

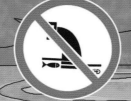
禁止排污管排污

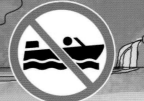
禁止燃油船航行

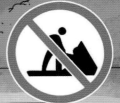
禁止开山采石

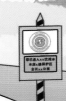

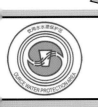
您已进入××饮用水
水源×级保护区
全长××公里

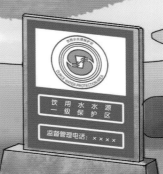

我国城市水源以湖泊、水库为主，相关部门为保护水源地，组织实施了水源地保护区划分、水源地隔离带（网）建设、树立警示标识牌、安装监控预警等多种措施，完善了水源保护体系。

我国全面推行河长制

2016年12月，
中共中央办公厅、国务院办公厅印发了
《关于全面推行河长制的意见》

"河长制"公示牌

河道名称：×××	河道长度：×××
河道起点：×××	河道终点：×××

职责：开展河道巡查，及时处理上报
危险信息；开展河道维护等日常活动

整治目标：水清、河畅、岸绿、景美

监督电话：01234567
公示牌编号：×××—×××××

河长，看！
经过治理，我们的河，水清、
河畅、岸绿、景美！

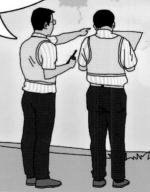

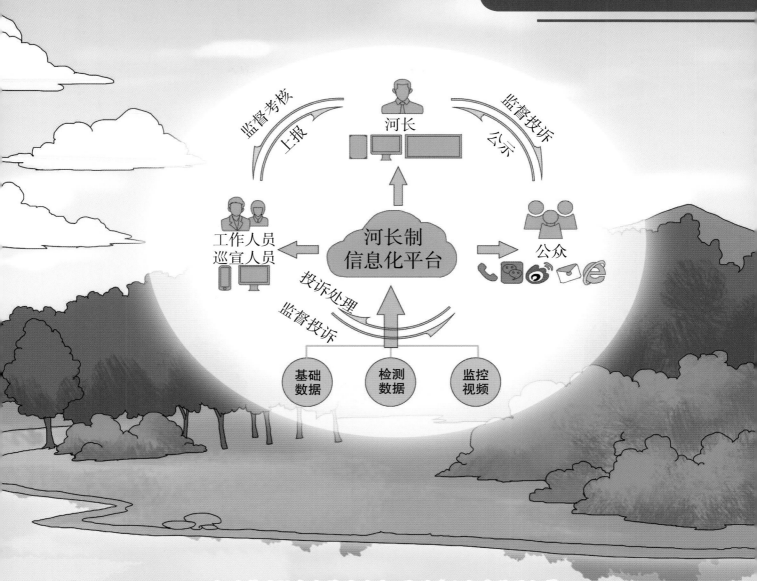

河流作为社会发展的动脉，是联系人与自然的纽带，为河流设立"河长"，有利于保障河流健康，促进人与自然和谐共生。

在保障了水源清洁之后，古人是怎样取水呢？

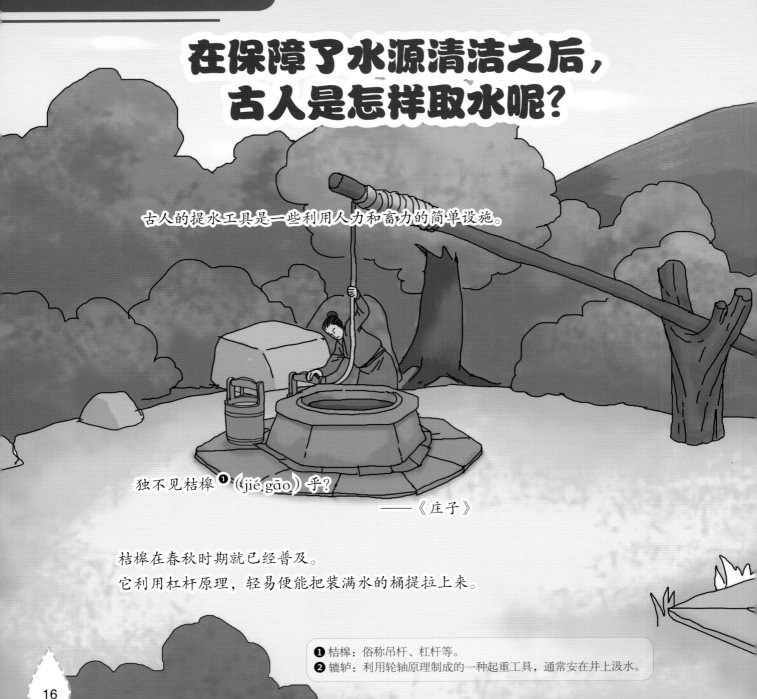

古人的提水工具是一些利用人力和畜力的简单设施。

独不见桔槔❶（jié gāo）乎？

——《庄子》

桔槔在春秋时期就已经普及。

它利用杠杆原理，轻易便能把装满水的桶提拉上来。

❶ 桔槔：俗称吊杆、杠杆等。
❷ 辘轳：利用轮轴原理制成的一种起重工具，通常安在井上汲水。

古人开挖水井后，为提水方便，发明了桔槔、辘轳等提水工具。

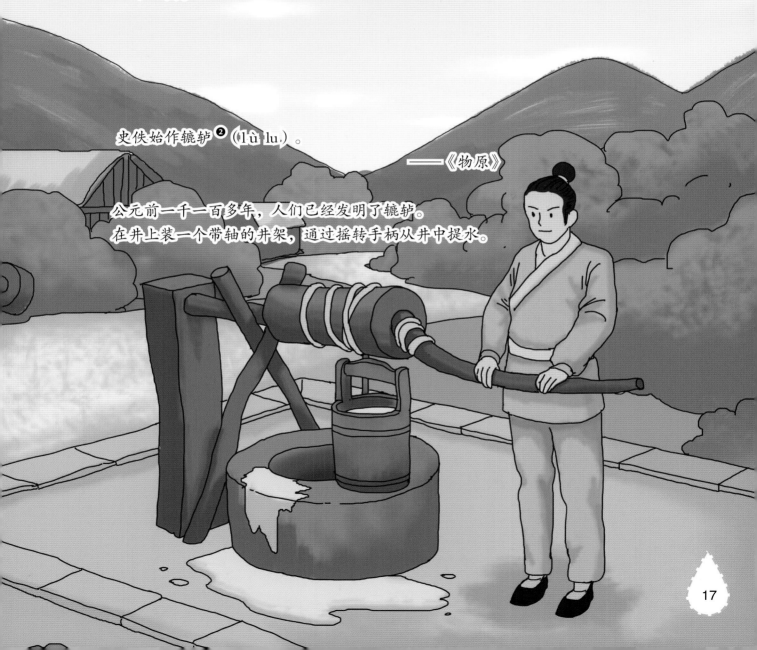

史佚始作辘轳❷ (lù lu) 。

——《物原》

公元前一千一百多年，人们已经发明了辘轳。在井上装一个带轴的井架，通过摇转手柄从井中提水。

17

随着科技的发展人类建造了专门的提水工程——泵站

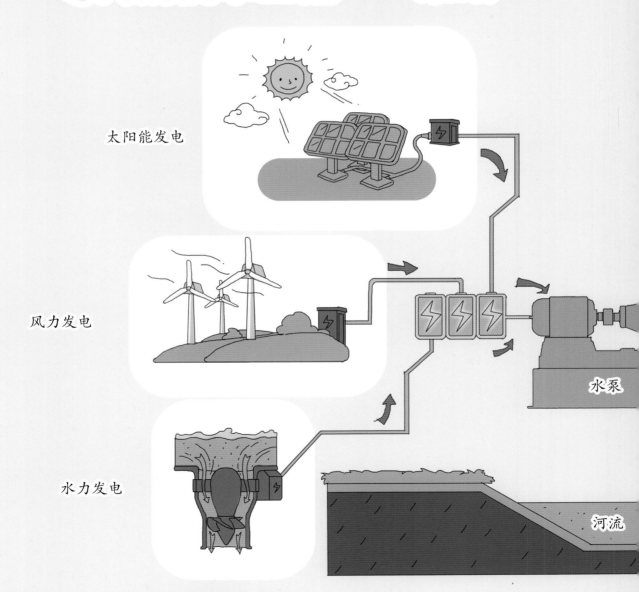

太阳能发电

风力发电

水力发电

水泵

河流

随着科技发展的日新月异，水泵等现代提水设施已进一步解放"人力"。

水泵用电来源也越来越多样化、环保化。

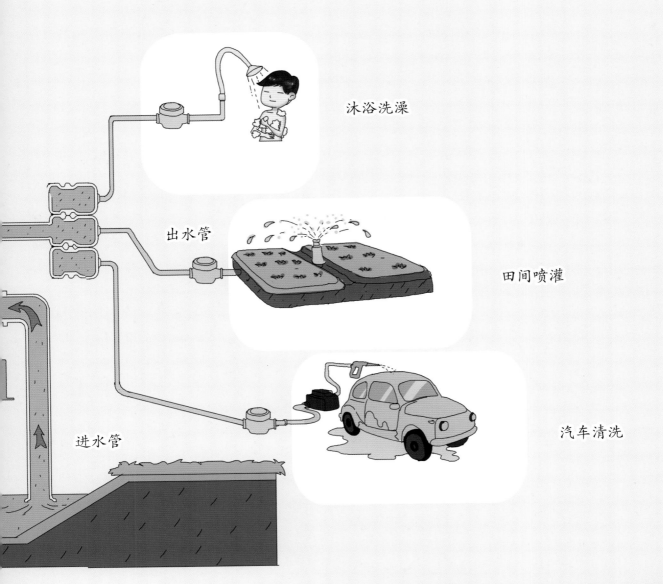

沐浴洗澡

出水管

田间喷灌

进水管

汽车清洗

古人是怎样把不达标的水变为饮用水呢？

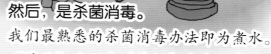

首先，要经过混凝沉淀。

古代没有先进的净水技术，只能借助现有物品来实现这一过程，桃仁、杏仁、仙人掌等植物，钟乳石、磁石、金纪玉等矿石以及明矾，都是常用的混凝沉淀剂。

然后，是杀菌消毒。

我们最熟悉的杀菌消毒办法即为煮水。

"茶圣"陆羽在《茶经》中专门有关于煮水的器具——漉水囊的介绍。

仙人掌

磁石

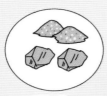

明矾

杏仁

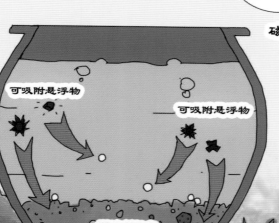

可吸附悬浮物

可吸附悬浮物

沉淀剂粉末

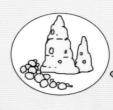

钟乳石

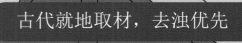

并不是所有的水源都甘甜可口，进行一定的处理还是必要的。

古人常用的水质净化方法主要有沉淀和过滤。

所谓沉淀就是通常采用的静置沉淀，让大颗粒的悬浮物静置沉底。

除了采用砂石过滤以外，还常用钟乳石、磁石、榆树皮、木芙蓉、杏仁、桃仁等进行过滤。

屠苏酒的酒渣可消毒井水，茱萸煎剂可抑制霍乱弧菌，贯众可抑制流感等七种病毒。

21

在现代，我们净化饮用水通过专业的工厂——自来水厂

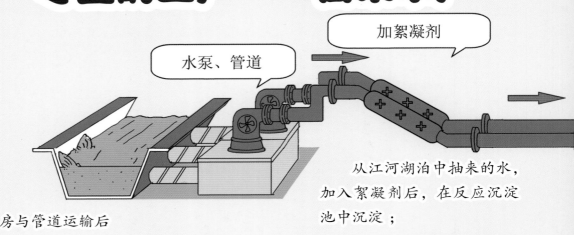

水泵、管道

加絮凝剂

从江河湖泊中抽来的水，加入絮凝剂后，在反应沉淀池中沉淀；

水源的水经泵房与管道运输后来到自来水厂

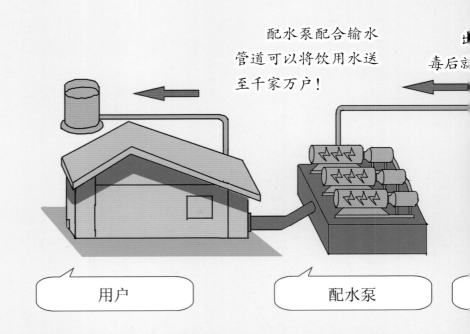

配水泵配合输水管道可以将饮用水送至千家万户！

出
毒后就

用户

配水泵

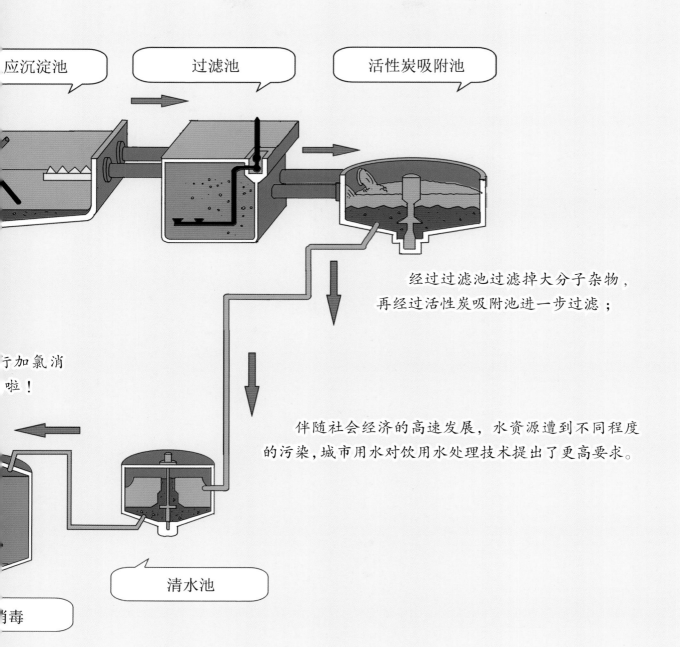

应沉淀池

过滤池

活性炭吸附池

经过过滤池过滤掉大分子杂物，
再经过活性炭吸附池进一步过滤；

于加氯消

啦！

伴随社会经济的高速发展，水资源遭到不同程度
的污染，城市用水对饮用水处理技术提出了更高要求。

清水池

消毒

23

水源所取之水是否可以直接饮用呢？

古人认为由于不同地区水源中各种物质元素含量有所不同，可能会引发不同的疾病。可能会引发驼背、鸡胸、脱发、咽喉肿大、脚肿、恶疮、长瘤等疾病和症状。

轻水所，多秃与瘿人；
重水所，多尰与躄人；
甘水所，多好与美人；
辛水所，多疽与痤人；
若水所，多尪与伛人。❶
——《吕氏春秋》

古人大多是通过感官和长期积累的经验做出一个定性的判断。

色清如水品为优妙、味甘而淡为优。
——章穆

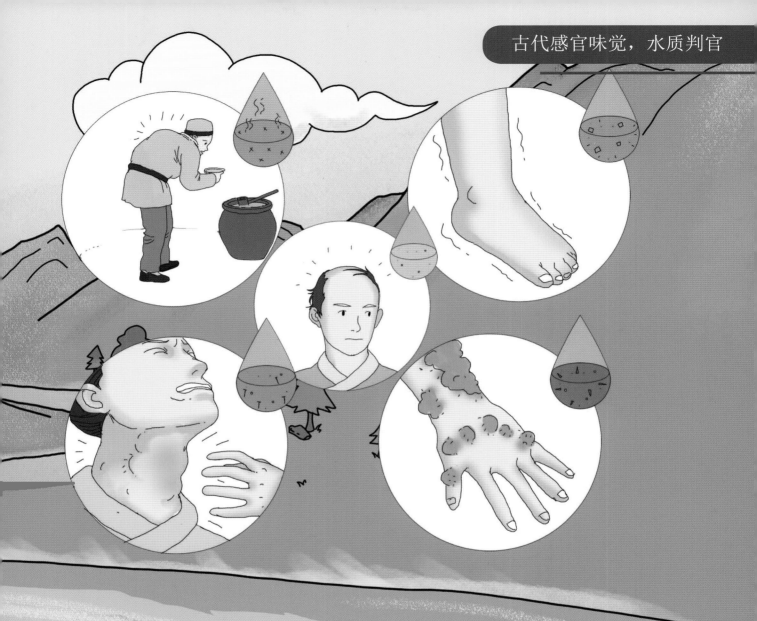

❶ 盐分矿物少的地方，多头上无发和顶上长瘤的人；
盐分矿物多的地方，多肿腿和足病不能行走的人；
水味甘美的地方，多善良和美好的人；
水味辛辣的地方，多痛疮和生恶疮的人；
水味苦涩的地方，多鸡胸和曲背的人。

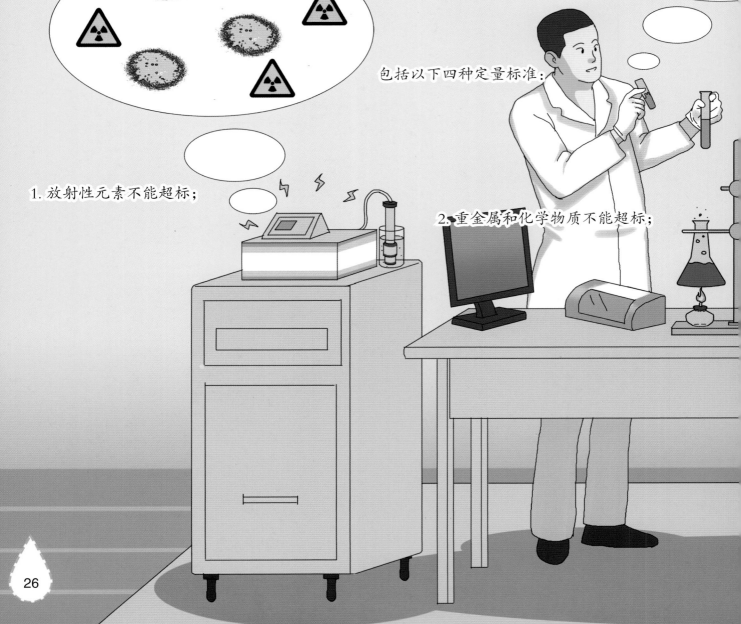

现代饮用水标准
则更加精确

包括以下四种定量标准：

1. 放射性元素不能超标；

2. 重金属和化学物质不能超标；

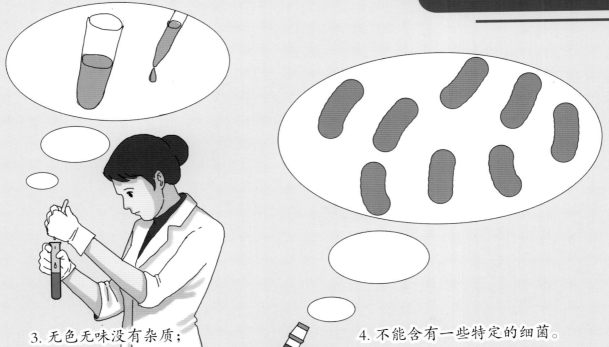

3. 无色无味没有杂质；

4. 不能含有一些特定的细菌。

水是生命之源，饮水安全关乎民生福祉，水质监测为"健康水、安全水"筑牢最后一道防线。

27

人体体重的 60% ~ 70% 都是水

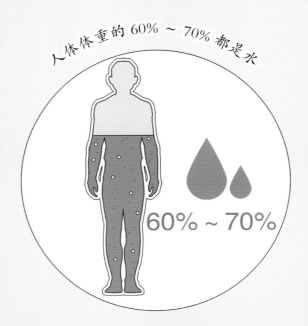

60% ~ 70%

饮水健康 "知" 多少?

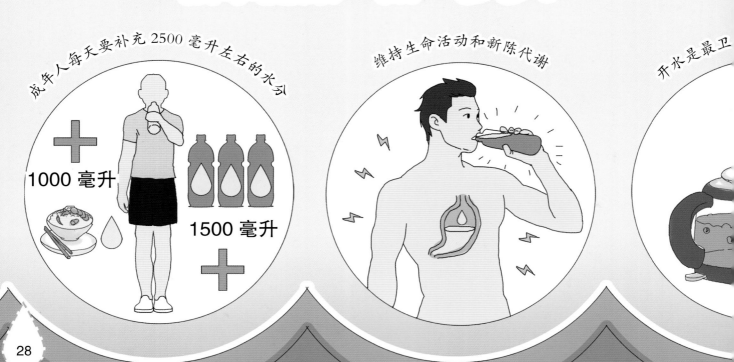

成年人每天要补充 2500 毫升左右的水分

1000 毫升

1500 毫升

维持生命活动和新陈代谢

开水是最卫

你还知道哪些关于"水"的小常识呢

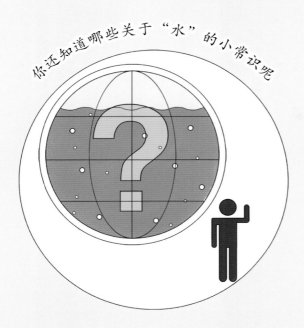

至少这些不能少······

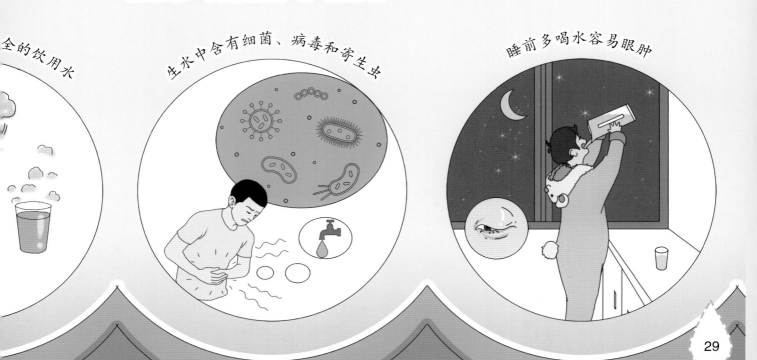

全的饮用水

生水中含有细菌、病毒和寄生虫

睡前多喝水容易眼肿

内 容 提 要

民以食为天，水为食之先。古往今来，饮水安全一直是关乎人类生存的头等大事。古代人有古代人的智慧，现代人有现代人的高招。读历史知春秋，饮净水方思源。本书带领大家一起穿越历史，走进市井坊间探寻饮水文化。梦回今朝，领略盛世之下饮水新颜。全书共5部分，以古今对照的形式展开，从城市变迁中领略水之要义，从诗词典故中探索饮水文明，从提水方式中体验民族智慧，从净水工艺中领略科技发展，循序渐进地展示了与饮水安全相关的科学知识和生活常识。

本书以图为主，以文为辅，图文并茂地进行了饮水古今对照。文风幽默诙谐又不失科学与严谨。既可作为中小学生的科普教材及农家书屋的下乡书籍，也可供相关专业人员参阅。

图书在版编目（CIP）数据

喝水无小事：古往今来 / 刘来胜，程娜，张岩著
. -- 北京：中国水利水电出版社，2021.5
ISBN 978-7-5170-9612-2

Ⅰ．①喝… Ⅱ．①刘… ②程… ③张… Ⅲ．①饮用水
—给水卫生—普及读物 Ⅳ．①R123.5-49

中国版本图书馆CIP数据核字（2021）第097622号

书 名	**喝水无小事——古往今来** HESHUI WU XIAOSHI——GUWANG-JINLAI
作 者	刘来胜　程娜　张岩 著
出版发行	中国水利水电出版社 （北京市海淀区玉渊潭南路 1 号 D 座　100038） 网址：www. waterpub. com. cn E - mail：sales@waterpub. com. cn 电话：（010）68367658（营销中心）
经 售	北京科水图书销售中心（零售） 电话：（010）88383994、63202643、68545874 全国各地新华书店和相关出版物销售网点
排 版	中国水利水电出版社微机排版中心
印 刷	北京科信印刷有限公司
规 格	210mm×220mm　20 开本　2 印张　44 千字
版 次	2021 年 5 月第 1 版　2021 年 5 月第 1 次印刷
定 价	**38.00 元**